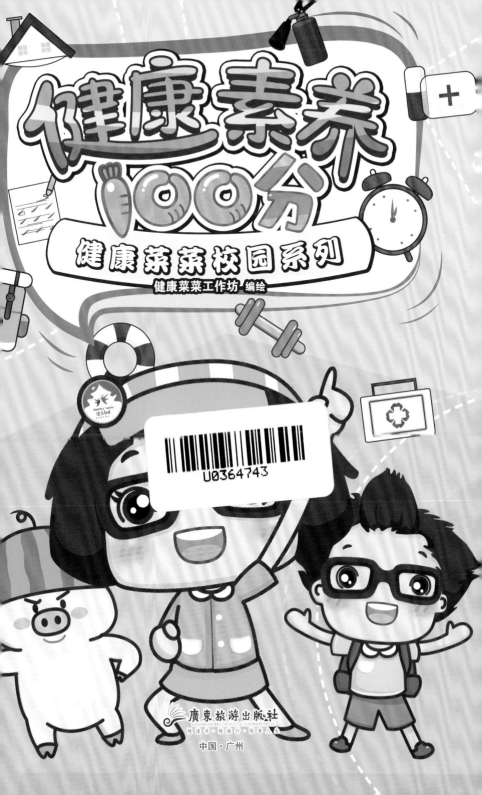

健康素养100分

健康菜菜校园系列

健康菜菜工作坊 编绘

廣東旅游出版社
GUANGDONG TRAVEL & TOURISM PRESS
悦健书·悦旅行·悦享人生

中国·广州

图书在版编目（CIP）数据

健康菜菜校园系列．健康素养 100 分 / 健康菜菜工作坊编绘．— 广州：广东旅游出版社，2020.8
ISBN 978-7-5570-2214-3

Ⅰ．①健… Ⅱ．①健… Ⅲ．①健康教育－中国－普及读物 Ⅳ．① R193-49

中国版本图书馆 CIP 数据核字 (2020) 第 051309 号

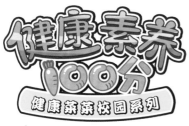

健康菜菜工作坊 编绘

JIANKANG CAICAI XIAOYUAN XILIE . JIANKANG SUYANG 100FEN

◎出版人：刘志松　　◎责任编辑：梅哲坤 于子涵　　◎责任技编：冼志良　　◎责任校对：李瑞苑
◎出品人：许勇和　　◎统筹：曹凌玲　　◎策划：毛晓丹　　◎设计：康　巍　邹刚毅

出版发行：广东旅游出版社

地址：广州市荔湾区沙面北街 71 号
邮编：510130
电话：020-87347732
企划：广州漫友文化科技发展有限公司
印刷：深圳市精彩印联合印务有限公司
地址：深圳市光明新区白花洞第一工业区精雅科技工业园
开本：889 毫米 ×1194 毫米　1/32
印张：3
字数：37.5 千字
版次：2020 年 8 月第 1 版
印次：2020 年 8 月第 1 次印刷
定价：25.00 元

序言

这是一本健康小百科漫画，能让每个孩子学习必须掌握的健康小知识。孩子健康快乐成长是每个家长最大的愿望，但在孩子成长的路上，总会遇到很多的困惑和问题，如肥胖、近视、不健康饮食等，这些都会影响孩子的成长。本书的主人翁菜菜将带领小读者们进行一次"健康之旅"，在不同场景中教会孩子们如何合理膳食、如何化解坏心情、被猫狗抓伤咬伤怎么办、如何应对触电等实用技能，学会思考遇到问题的解决办法。

"送孩子健康礼物就应该送他们一本健康图书。"知识就是力量，从小渗透，让孩子们在成长路上多一分知识，少一分危害。该漫画读本能让孩子们在趣味阅读中领悟到健康道理，学会什么是健康生活方式，陪伴他们健康快乐成长。

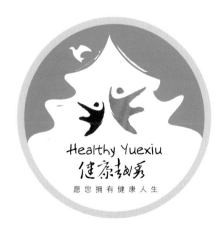

目录 Content

校园篇
健康魔镜的小故事

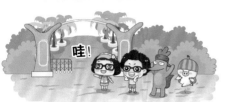

1 这天，菜菜和小伙伴们来到健康教育基地参观学习。

2 基地老师给大家介绍健康知识，但球球在开小差呢！

3 球球到处跑，发现了一面奇怪的镜子。

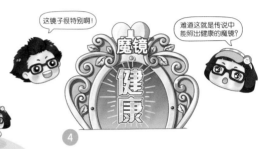

4

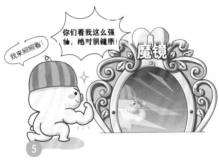

5

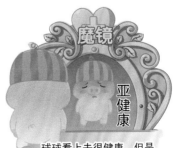

6 球球看上去很健康，但是魔镜的显示是……

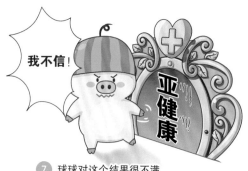

⑦ 球球对这个结果很不满。

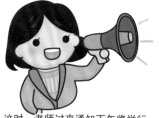

⑧ 这时，老师过来通知下午将举行800米长跑比赛。

⑨ 球球决定拿个冠军回来，证明自己是这里所有人中最健康的。

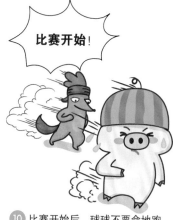

⑩ 比赛开始后，球球不要命地跑。

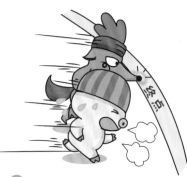

⑪ 快到终点了，球球几乎跑不动了！

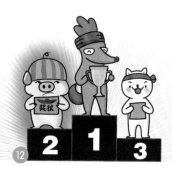

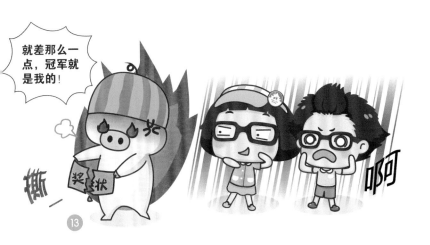

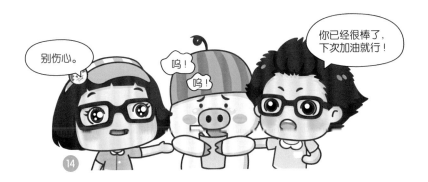

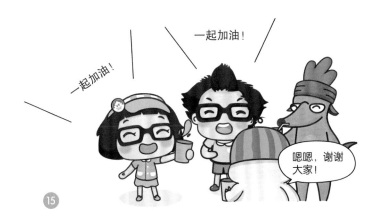

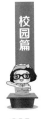

到底怎样才叫健康呢？

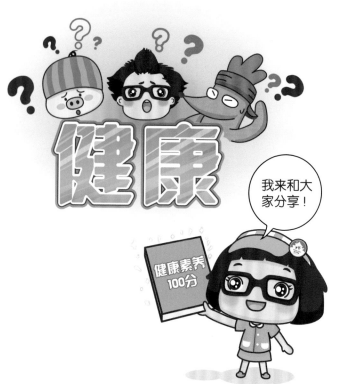

健康

我来和大家分享！

健康素养100分

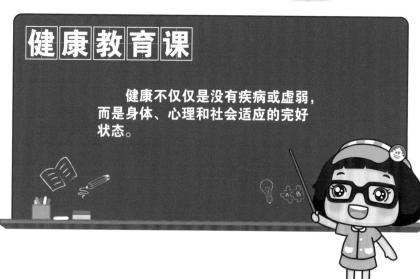

健康教育课

健康不仅仅是没有疾病或虚弱，而是身体、心理和社会适应的完好状态。

菜菜跟小伙伴们分享健康素养66条的知识。

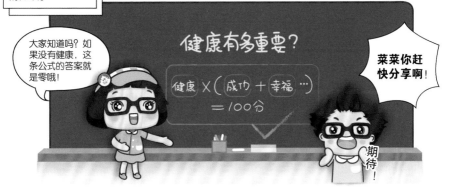

大家知道吗？如果没有健康，这条公式的答案就是零哦！

健康有多重要？

$$健康 \times (成功 + 幸福 \cdots) = 100分$$

菜菜你赶快分享啊！

期待！

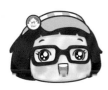

饭饭，你知道保持身体健康的四大基石吗？

是我背上的石头吗？

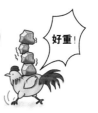

好重！

四块石头吗？

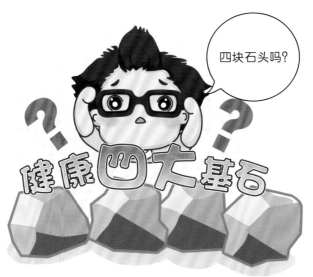

健康四大基石

校园篇

这些才是四大基石啦！

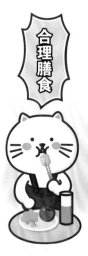

合理膳食

适量运动

戒烟限酒

心理平衡

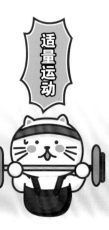

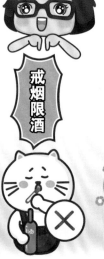

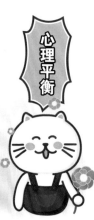

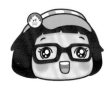

饭饭，那你知道怎么让其他人保持**健康**吗？

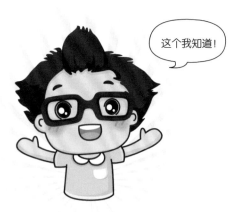

这个我知道！

提倡并做到

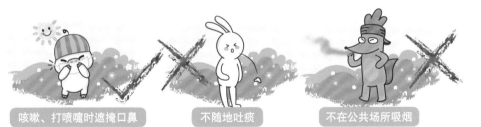

咳嗽、打喷嚏时遮掩口鼻   不随地吐痰   不在公共场所吸烟

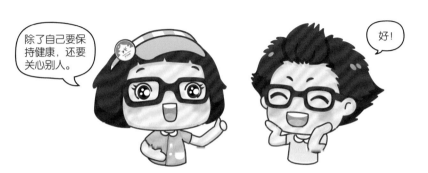

> 除了自己要保持健康，还要关心别人。

> 好！

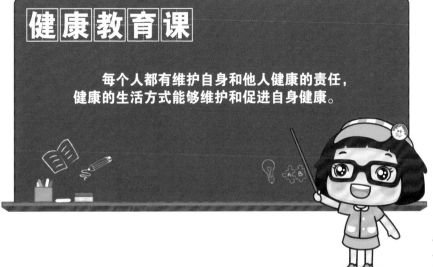

健康教育课

每个人都有维护自身和他人健康的责任，
健康的生活方式能够维护和促进自身健康。

校园篇

菜菜发现饭饭吃的东西不太健康。

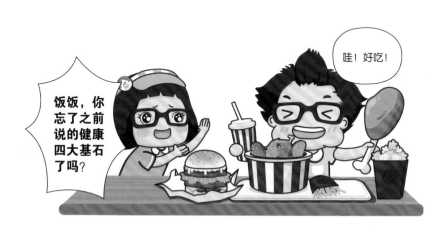

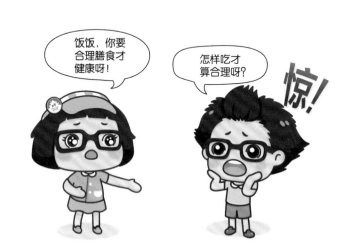

健康小提示

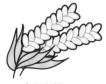

食物多样，
谷物为主

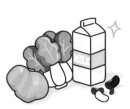

多吃蔬果、
奶类、大豆

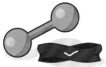

吃动平衡，
健康体重

合理膳食

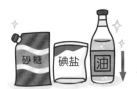

少盐、少油、控糖、限酒

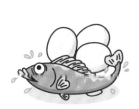

适量吃鱼、禽、
蛋、瘦肉

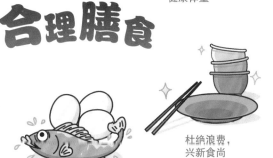

杜绝浪费，
兴新食尚

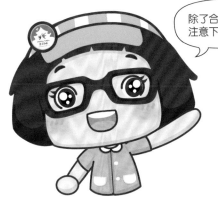

除了合理膳食，还要
注意下面三个要点。

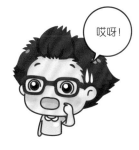

哎呀！

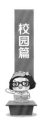

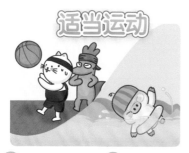

适当运动

A 保持健康体重　**B** 降低患病风险

C 消除压力　**D** 改善睡眠

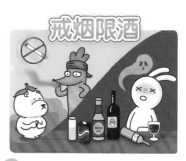

戒烟限酒

A 远离烟酒诱惑，有益健康成长

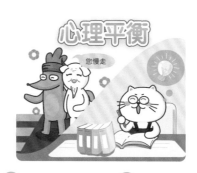

心理平衡

您慢走

A 正确评价自己　**B** 化解生活压力

C 快乐学习和工作　**D** 体现自我价值

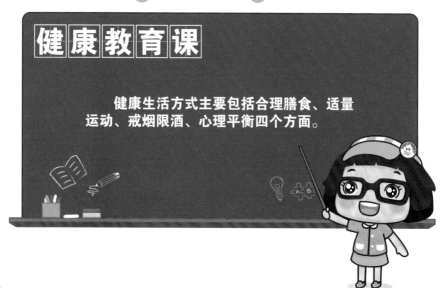

健康教育课

健康生活方式主要包括合理膳食、适量运动、戒烟限酒、心理平衡四个方面。

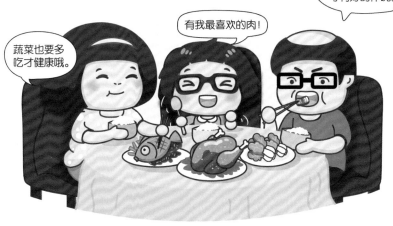

放学后，菜菜和爸妈一起吃晚餐。

菜菜记住了，养成健康饮食习惯才有好的体魄。

有我最喜欢的肉！

蔬菜也要多吃才健康哦。

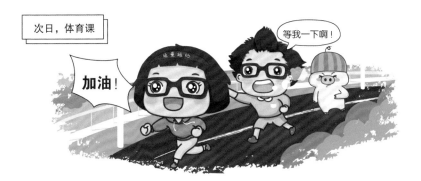

次日，体育课

等我一下啊！

加油！

吃得健康的菜菜比暴饮暴食的饭饭和体重超标的球球跑得快多了！

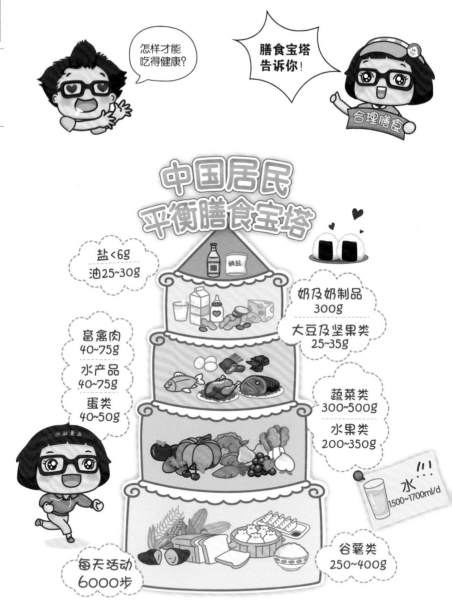

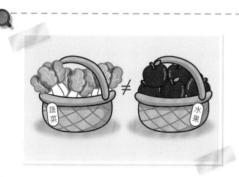

平衡膳食应做到每日一个水果，餐餐有新鲜蔬菜；水果和蔬菜的营养价值成分相近，但是水果和蔬菜不能互相替代。

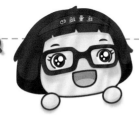

长期坚持足量的身体运动，可降低各类慢性病发病风险。

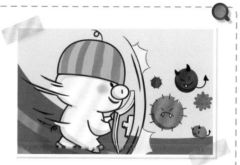

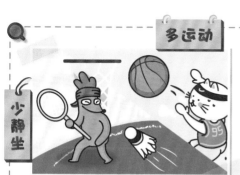

剧烈运动时，会因大量出汗而丢失体内水分，在这种情况下，最好补充淡盐水。

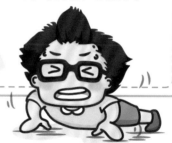

校园篇

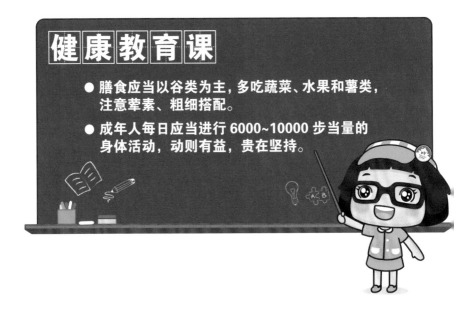

健康教育课

● 膳食应当以谷类为主，多吃蔬菜、水果和薯类，注意荤素、粗细搭配。

● 成年人每日应当进行 6000~10000 步当量的身体活动，动则有益，贵在坚持。

菜菜回到家发现爸爸在抽烟。

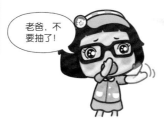

老爸，不要抽了！

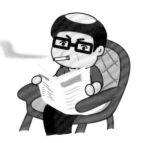

没事，现在我抽的都是"低焦油"的。

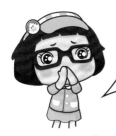

老爸，低焦油不等于低危害！

老爸，抽烟不但对你有害，二手烟对我的危害也很大！

你听我说……

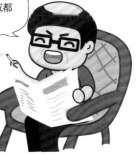

都抽了这么多年，戒不戒都无所谓啦。

点燃的烟草中至少含有 70 种致癌物

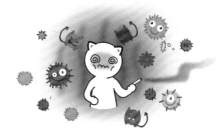

校园篇

与不吸烟者比，吸烟者

吸烟或吸入二手烟可导致肺癌、口腔癌、咽喉癌、食管癌、胃癌等多种癌症。

口腔癌

胃癌

肺癌
死于肺癌的风险升高 6 至 13 倍

膀胱癌
死于膀胱癌的风险升高 1 倍

食道癌
死于食道癌的风险升高 3 倍

咽喉癌

吸烟和二手烟会引起

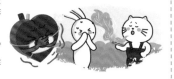

- 多种心脑血管疾病如冠心病、中风等。吸烟者死于冠心病的风险为非吸烟者的 2 倍，死于中风的风险为非吸烟者的 2~4 倍。

- 呼吸系统的疾病如慢性支气管炎、慢性阻塞性肺病等。

- 损害几乎所有器官，会导致不孕、新生儿低体重、猝死、白内障、骨质疏松、消化道溃疡等。

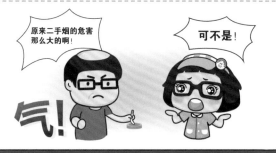

原来二手烟的危害那么大的啊！

可不是！

健康教育课

吸烟和二手烟暴露会导致癌症、心血管疾病、呼吸系统疾病等多种疾病。

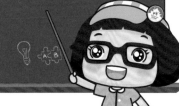

爸爸，低焦油香烟危害也很大的。

 可是……

小心烟草公司的幌子

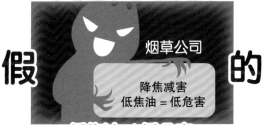

假的

烟草公司

降焦减害
低焦油 = 低危害

低焦油 ≠ 低危害

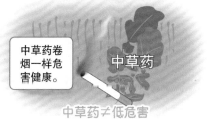 中草药卷烟一样危害健康。

中草药

中草药 ≠ 低危害

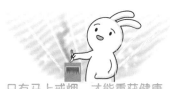

只有马上戒烟，才能重获健康

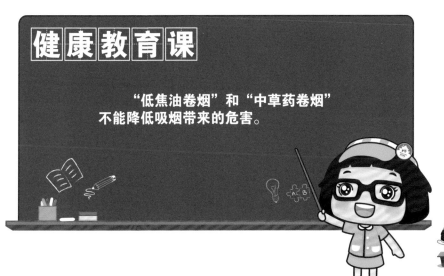

健康教育课

"低焦油卷烟"和"中草药卷烟"
不能降低吸烟带来的危害。

校园篇

爸爸，越早戒烟对身体越好。

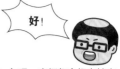

好！

● 烟草依赖是一种慢性成瘾性疾病。　　● 每吸一支烟都会损害健康。

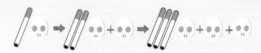

< 35 岁戒烟

因吸烟引起心脏病的机会降低 90%。

< 59 岁戒烟

15 年内死亡的可能性仅为继续吸烟者的一半。

> 60 岁戒烟

肺癌死亡率大大低于继续吸烟者。

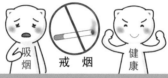

吸烟者戒烟越早越好，什么时候戒烟都不晚。

戒烟咨询

12320

寻求戒烟咨询服务可拨打 12320

健康教育课

任何年龄戒烟均可获益，戒烟越早越好，
戒烟门诊可提供专业戒烟服务。

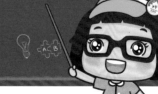

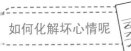
如何化解坏心情呢

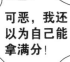
期末考试饭饭考了 99 分。

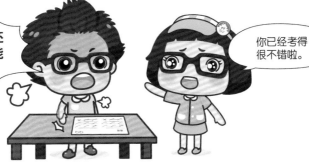
可恶，我还以为自己能拿满分！

你已经考得很不错啦。

你考满分当然无法理解我！

没有啊，我这次才考 99.5 分。

那你为什么心情还那么好？

因为我会调节心态，尽量保持心态平衡呀！

抑郁症

人们在遭遇低谷时可能出现抑郁倾向，发展到一定程度才是"抑郁症"，儿童和青少年也可能发生抑郁症。

焦虑症

只有当焦虑情绪具备某些病理性特征并对正常的社会功能造成影响时，才成为"焦虑症"。

心情不好怎么办？

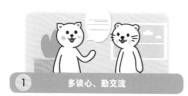

1　多谈心、勤交流

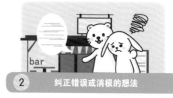

2　纠正错误或消极的想法

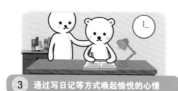

3　通过写日记等方式唤起愉悦的心情

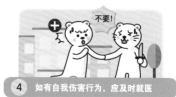

4　如有自我伤害行为，应及时就医

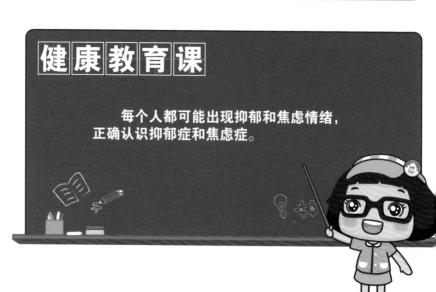

健康教育课

每个人都可能出现抑郁和焦虑情绪，
正确认识抑郁症和焦虑症。

健康睡眠有助成长

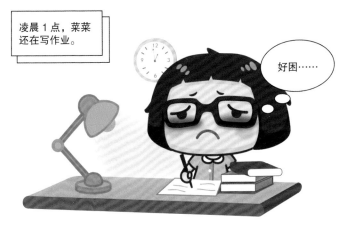

凌晨 1 点，菜菜还在写作业。

好困……

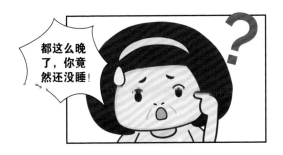

都这么晚了，你竟然还没睡！

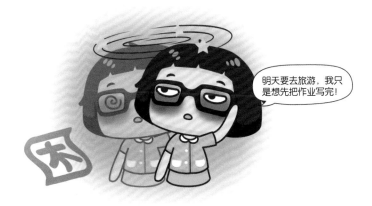

明天要去旅游，我只是想先把作业写完！

校园篇

作息定时，劳逸结合

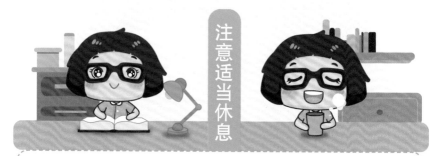

注意适当休息

大脑、肌肉在工作一段时间以后，就会疲劳，学习、工作效率就会降低，肌肉疲劳则容易引发事故或差错。注意劳逸结合，张弛有度，不仅是健康的需要，也是提高工作、学习效率的需要。

适量运动，舒展身心

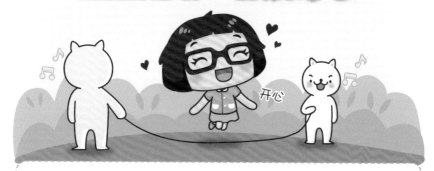

开心

参加体育锻炼和娱乐活动，对维护身体健康、心理健康和提高社会适应能力都有好处。文体活动的形式和每次活动的时间都要与自己的身体状况、兴趣爱好相适应。

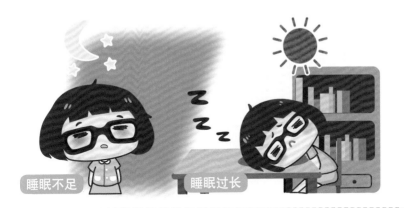

睡眠不足

睡眠过长

睡眠不足或睡眠时间过长，都会对学习、工作造成一定影响。

充足的睡眠会让你一天都很精神

不同人群每天睡眠时间

- 青少年：9~10 小时
- 成年人：7~8 小时
- 60 岁以上：7 小时左右

　　有规律的睡眠对保证睡眠质量，维护健康有很大益处。睡眠时间应当根据年龄和个人体质特征确定。一般成年人每天需要睡 7~8 小时。晚上 10 点至凌晨 4 点，这段时间睡眠质量最高。过了夜里 11 点后，人反而会变得兴奋，更难入睡。凌晨两三点，是熬夜的人感到最困的时候。天亮后，人开始进入浅睡眠期，这种睡眠质量不高。

　　睡眠不足可使人的注意力和记忆力下降，同时还影响新陈代谢，加快人的衰老。

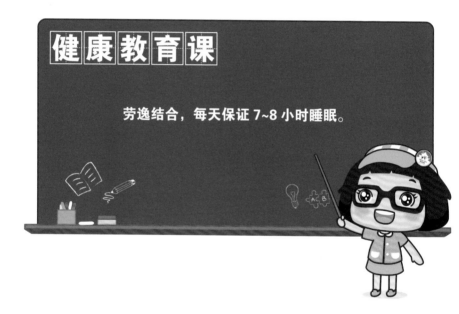

健康教育课

劳逸结合，每天保证 7~8 小时睡眠。

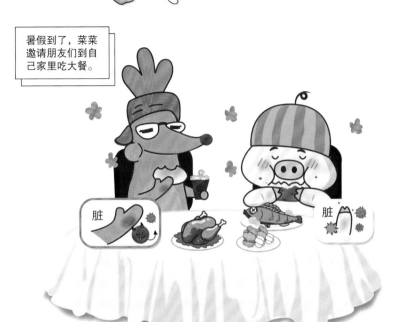

生活中的健康细节

暑假到了，菜菜邀请朋友们到自己家里吃大餐。

脏

脏

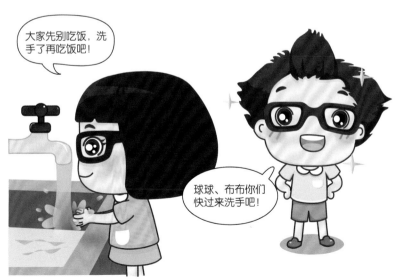

大家先别吃饭，洗手了再吃饭吧！

球球、布布你们快过来洗手吧！

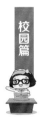

校园篇

1 用正确的方法洗手，能有效地防止感染及疾病传播

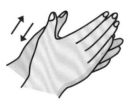

(A) 掌心相对，手指并拢，相互揉搓；

(B) 手心对手背指缝相互揉搓，双手交换进行；

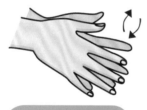

(C) 掌心相对，双手交叉指缝相互揉搓；

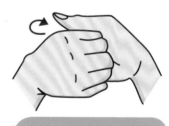

(D) 弯曲手指使关节在另一手掌心旋转揉搓，交换进行；

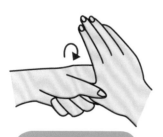

(E) 左手握住右手大拇指旋转揉搓，交换进行；

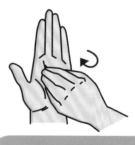

(F) 将五个手指尖并拢，放在另一手掌心旋转揉搓，交换进行。

2 养成洗澡的习惯

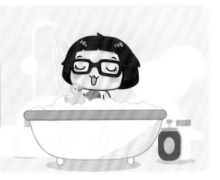

- 夏天记得每天都洗澡
- 洗澡时间 15 至 30 分钟最合适

3 每日刷牙，预防龋齿

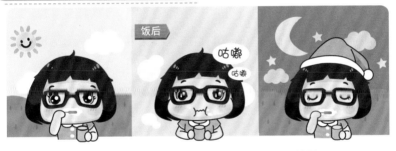

饭后

咕嘟
咕嘟

每天早晚各刷牙 1 次，每次 2 分钟，晚上睡前最重要；牙刷每 3 个月换一次；饭后漱口，温水含漱。

4 不与别人共用牙刷、毛巾、剃须刀

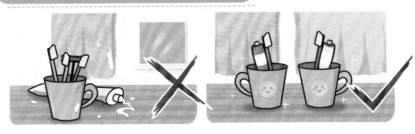

要"一人一巾一盆一刷一杯"，以防止疾病的传染。

校园篇

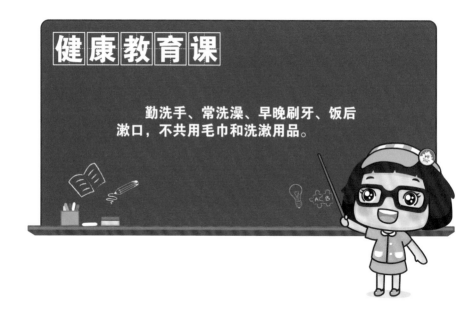

健康教育课

勤洗手、常洗澡、早晚刷牙、饭后漱口，不共用毛巾和洗漱用品。

旅游篇
我的健康我做主

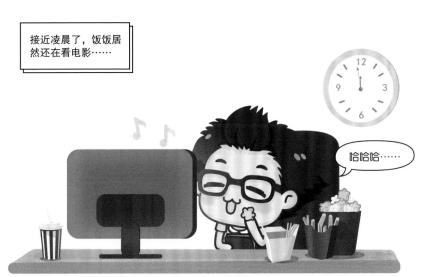

接近凌晨了，饭饭居然还在看电影……

哈哈哈……

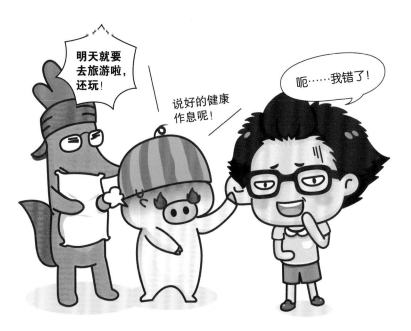

明天就要去旅游啦，还玩！

说好的健康作息呢！

呃……我错了！

健康生活方式与行为对青少年成长很重要

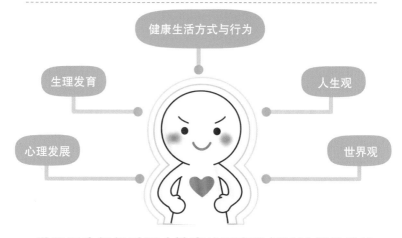

健康生活方式与行为

生理发育

人生观

心理发展

世界观

世界卫生组织对影响健康的因素进行过这样的总结：

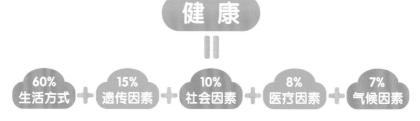

健 康

=

| 60%生活方式 | + | 15%遗传因素 | + | 10%社会因素 | + | 8%医疗因素 | + | 7%气候因素 |

告诉大家四个健康小秘诀，要收好喔！

我们要做到

1. 预防近视——爱护眼睛

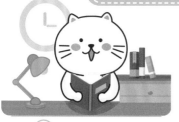

Ⓐ 读写姿势要正确

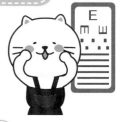

Ⓑ 要坚持做眼保健操

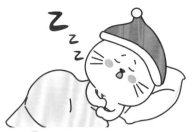

Ⓒ 劳逸结合，睡眠充足

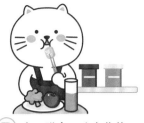

Ⓓ 合理膳食，注意营养

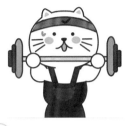

Ⓔ 加强锻炼，增强体质

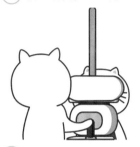

Ⓕ 定期检查，及时矫正

2. 预防超重与肥胖

吃动平衡

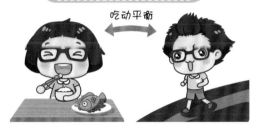

平衡膳食，合理运动，吃动平衡

3. 预防孩子网络成瘾，家长要做到

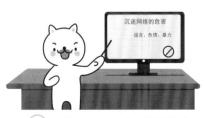

Ⓐ 要告诉孩子沉迷网络的危害

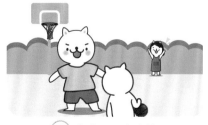

Ⓑ 多沟通，多陪伴

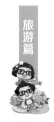

旅游篇

031

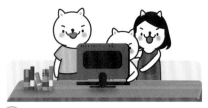

Ⓒ 教会孩子合理使用电脑，适度上网

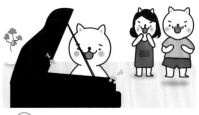

Ⓓ 培养多种兴趣，转移注意力

4.避免孩子过早性行为

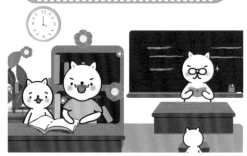

过早性行为对青少年的身心发展有很大的危害，家长和学校都应该重视孩子的性教育

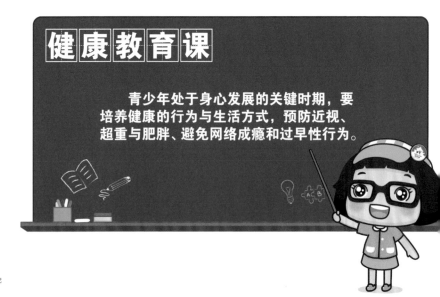

健康教育课

青少年处于身心发展的关键时期，要培养健康的行为与生活方式，预防近视、超重与肥胖、避免网络成瘾和过早性行为。

菜菜一家人和小伙伴们开始假期旅行，列车上，菜菜发现有个年轻的妈妈正在喂她的小宝宝喝奶。

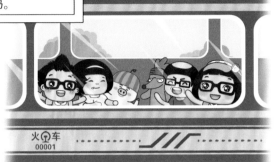

4个月。

哇，小宝宝好可爱呀，多大啦?

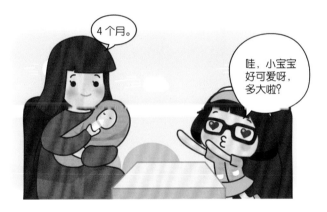

4个月还小，最好还是喂母乳吧。

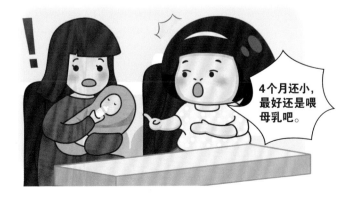

旅游篇

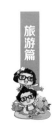

母乳喂养对婴儿的好处

① 母乳含有婴儿所需的全部营养，有助于婴儿发育。非常容易消化、吸收，可被婴儿机体有效利用。

② 母乳中还有足够的氨基酸与乳糖等物质，对婴儿脑发育有促进作用。

③ 母乳不但提高婴儿的免疫能力，保护婴儿免于感染，预防腹泻、呼吸道感染，更能改善婴儿的过敏体质。

④ 哺喂母乳对于婴儿的人格发展与亲子关系的培养更有极密切的关系。哺乳的过程中，婴儿和母亲有皮肤对皮肤，眼对眼的接触，满足了婴儿对温暖、安全及爱的需求。

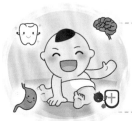

母乳是婴儿最好的天然食品
- 可以使婴儿少生病
- 可以增进母婴感情
- 有利于婴儿心理发育

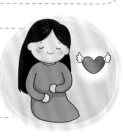

- 经济实惠，方便快捷
- 利于产妇身体恢复
- 减少患卵巢癌、乳腺癌风险

- 婴儿 6 个月后需要添加辅食

健康教育课

孩子出生后应当尽早开始母乳喂养，满 6 个月时合理添加辅食。

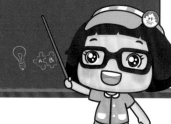

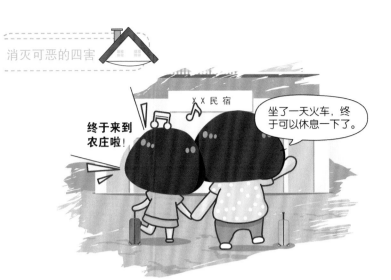

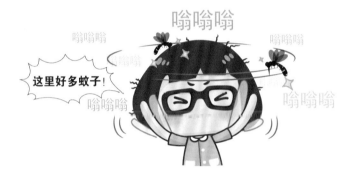

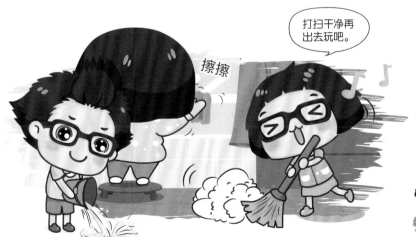

旅游篇

蚊 子

乙型脑炎、疟疾、登革热等传染病。

苍 蝇

霍乱、伤寒、痢疾、甲型肝炎等肠道传染病。

四害传播疾病

蟑 螂

霍乱、脊髓灰质炎、痢疾，甲、戊型肝炎，感染性腹泻、肠道寄生虫病等传染病。

老 鼠

鼠疫、流行性出血热、钩端螺旋体病、恙虫病等传染病。

灭 蚊

清积水、卫生死角，消灭蚊子。

灭苍蝇

清理垃圾，防止食物被污染。

防治四害

灭蟑螂

用灭蟑药，勤打扫。

灭老鼠

用老鼠夹、老鼠胶。

防蚊小妙招

清积水

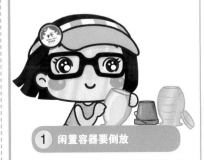

① 闲置容器要倒放

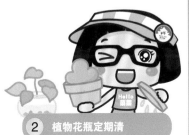

② 植物花瓶定期清

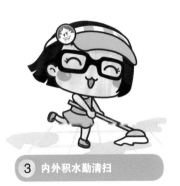

③ 内外积水勤清扫

④ 容器丢弃先打包

防叮咬

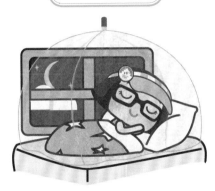

灭蚊虫

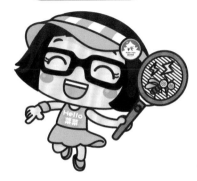

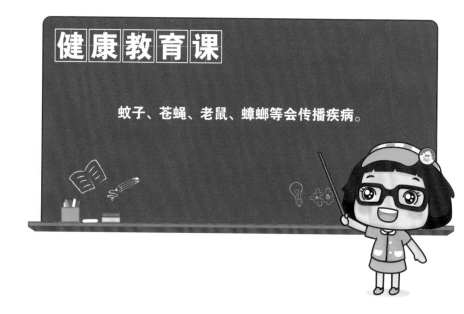

健康教育课

蚊子、苍蝇、老鼠、蟑螂等会传播疾病。

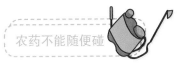

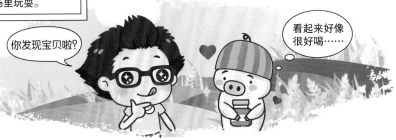

打扫好卫生后，小伙伴们到附近的农场里玩耍。

你发现宝贝啦?

看起来好像很好喝……

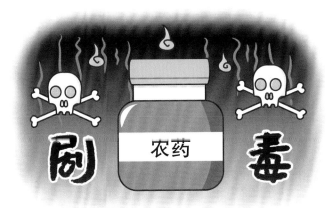

农药

剧毒

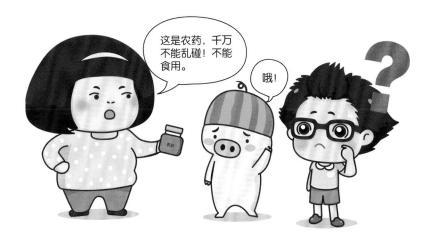

这是农药，千万不能乱碰！不能食用。

哦!

旅游篇

农药小科普

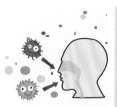

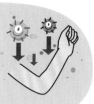

农药可经过多种途径进入人体，超过人体最大耐受量时会使人中毒。

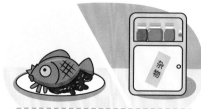

农药要妥善保管在固定、安全的地方，不能与食品放在一起。

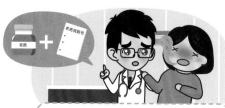

如发生中毒，马上送医院，告诉医生中毒者误服农药的类型。

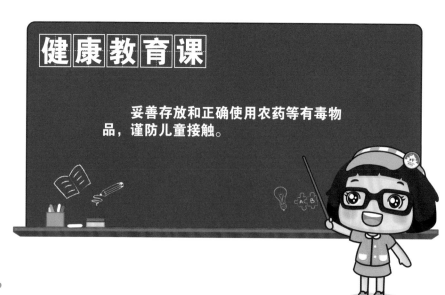

健康教育课

妥善存放和正确使用农药等有毒物品，谨防儿童接触。

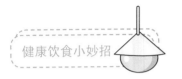

健康饮食小妙招

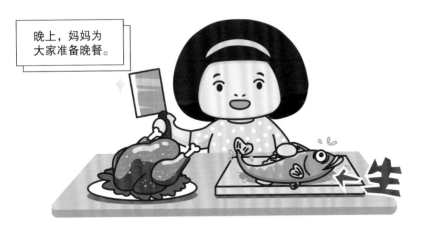

晚上，妈妈为大家准备晚餐。

生

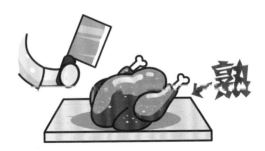

熟

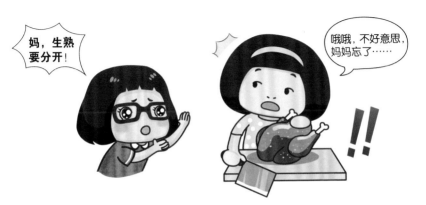

妈，生熟要分开！

哦哦，不好意思，妈妈忘了……

生熟食品分开

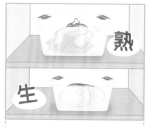

冰箱里生熟食品要分开存放

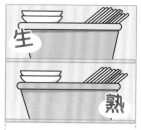

盛生熟食品的用具要分开

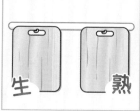

切生熟食品的刀板要分开

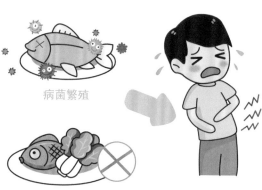

病菌繁殖

混合存放或加工

食品在冰箱里存放久了也会变质。冰箱内贮存食品可以延缓微生物的生长繁殖，但并不能杀灭微生物。不合适的贮存温度、食品温度过高、反复冷藏、冰箱内生熟食品混合存放，都有可能影响冷藏效果。

蔬菜加工前处理

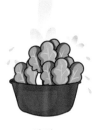

清洗

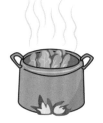

烫焯

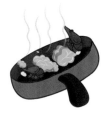

加工

生的蔬菜、水果可能沾染致病菌、寄生虫卵，以及残留农药、化肥等有毒有害化学物质，还有重金属含量超标和硝酸盐、亚硝酸盐含量高等问题。因此，蔬菜在加工前，务必用干净的水洗净，然后用开水烫焯一下。

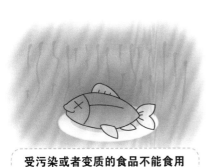

受污染或者变质的食品不能食用

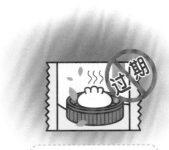

不吃超过保质期食品

腐败变质的食物对人体有害

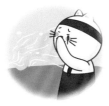

1 带有难闻的味道；

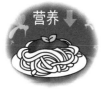

2 营养价值降低；

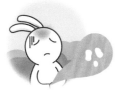

3 可引起食物中毒。

选购食品注意事项

　　选购食品时，注意辨认食品特有的色、香、味、形等方面的异常改变，保证所购食品新鲜，没有污泥、杂质，没有变色、变味，并符合卫生标准。不要吃过期食品，不要吃标识上没有确切生产厂家名称、地址、生产日期和保质期的食品。

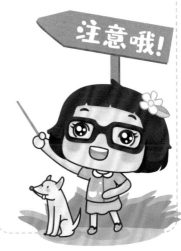

旅游篇

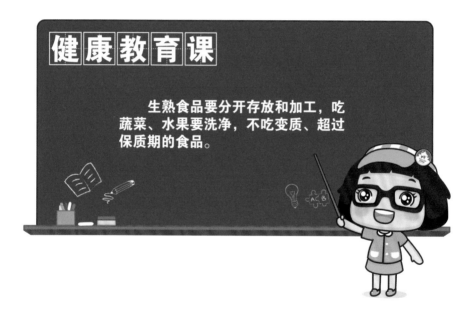

健康教育课

生熟食品要分开存放和加工，吃蔬菜、水果要洗净，不吃变质、超过保质期的食品。

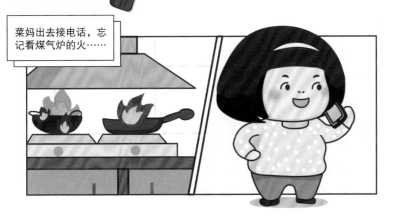

菜妈出去接电话，忘记看煤气炉的火……

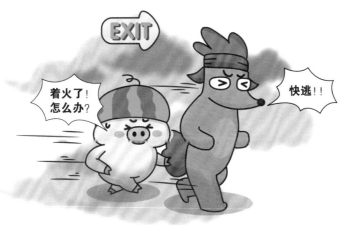

EXIT

着火了！怎么办?

快逃！！

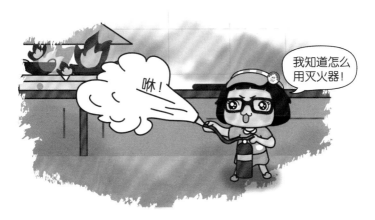

我知道怎么用灭火器！

咻！

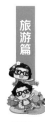

旅游篇

发生火灾时正确的逃生方法

- 设法立即脱险
- 低姿逃生防浓烟
- 湿毛巾捂住口鼻
- 切勿乘坐电梯逃生

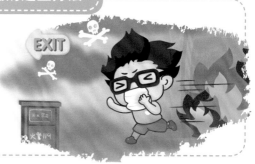

拨打 119 要讲明白

1. 火灾单位；
2. 地点；
3. 邻近何处；
4. 着火物品；
5. 火势大小；
6. 是否有人员被困；
7. 有无爆炸危险品；
8. 有无放射性物质；
9. 报警人姓名；
10. 报警人电话号码。

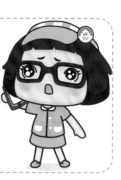

健康教育课

发生火灾时，用湿毛巾捂住口鼻、低姿逃生；拨打火警电话 119。

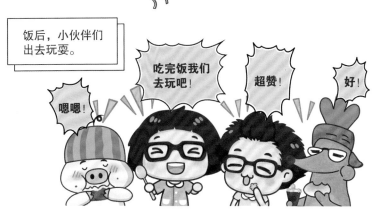

饭后，小伙伴们出去玩耍。

吃完饭我们去玩吧！

超赞！

好！

嗯嗯！

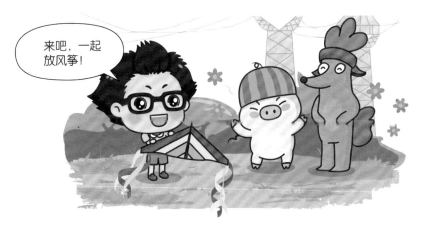

来吧，一起放风筝！

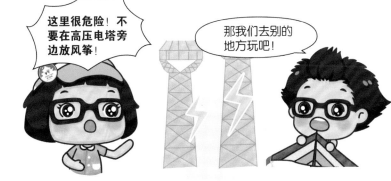

这里很危险！不要在高压电塔旁边放风筝！

那我们去别的地方玩吧！

旅游篇

迅速脱离电源

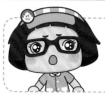
发现触电者时有什么紧急处理方法呢？

A 关闭电源

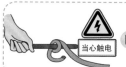
B 一定要用绝缘工具挑开电线

当心触电

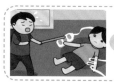
C 拉开触电者

送院治疗

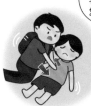

心跳、呼吸骤停者即可予以心肺复苏（CPR）！

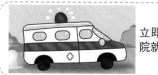
立即送医院就诊

如果触电者没有呼吸和脉搏，应立即对其进行胸外按压和人工呼吸，同时拨打急救电话。

健康教育课

抢救触电者时，要首先切断电源，不要直接接触触电者。

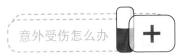

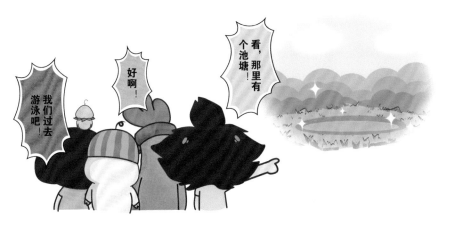

我们过去游泳吧！

好啊！

看，那里有个池塘！

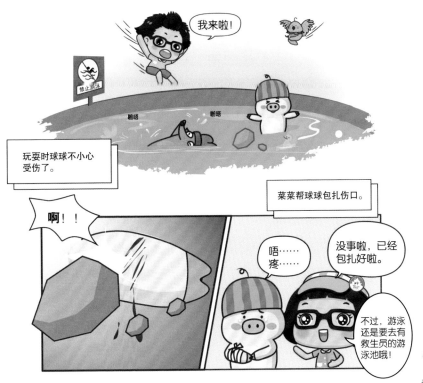

我来啦！

禁止游泳

咕咚 咕咚

玩耍时球球不小心受伤了。

菜菜帮球球包扎伤口。

啊！！

唔……疼……

没事啦，已经包扎好啦。

不过，游泳还是要去有救生员的游泳池哦！

旅游篇

健康素养小知识

1. 对创伤性出血的伤员，首先应注意伤员的全身情况，有没有休克、骨折、内脏损伤、内出血等。

2. 加压包扎止血法最为常用，方法是用消毒纱巾垫盖住伤口，然后用绷带、三角巾等紧紧包扎。

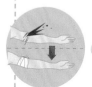

3. 动脉大出血时，血液呈喷射状出血，应立即采取止血措施；必要时使用止血带止血法，压住出血血管，阻断血流。

4. 对怀疑骨折的伤员不要轻易搬动，对骨折部位要临时固定，并及早送医院治疗。

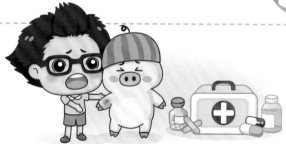

健康教育课

发生创伤出血量较多时，应当立即止血、包扎；对怀疑骨折的伤员不要轻易搬动。

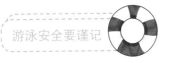

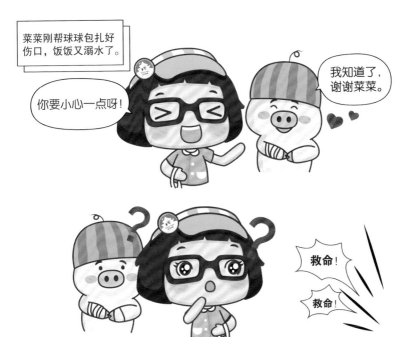

菜菜刚帮球球包扎好伤口，饭饭又溺水了。

你要小心一点呀！

我知道了，谢谢菜菜。

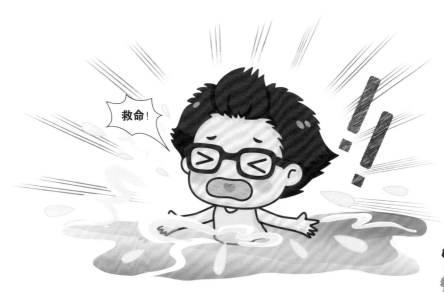

救命！
救命！

救命！

旅游篇

世界卫生组织和联合国儿童基金会发布的《世界预防儿童伤害报告》显示，全球每天约有 480 个孩子死于溺水。统计显示，每年 6~8 月发生儿童溺水数量最多，占所有病例的 39.5%。在我国，溺水是意外伤害致死的第 3 位死因，占意外死亡总数的 10%。

溺水的危害性

当人溺水时，大量的水、泥沙、杂物经过口鼻灌入溺水者的肺部，会引起呼吸道阻塞、缺氧和昏迷直至死亡。

2 分钟后失去意识

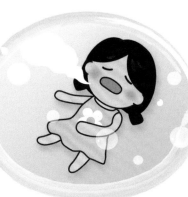

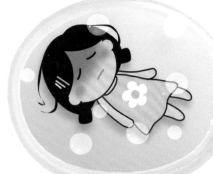

4~6 分钟后身体遭受不可逆转伤害

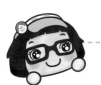

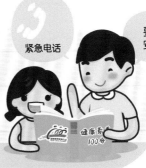

紧急电话

要注意
安全哟!

家长应加强对儿童的看管，防止其接近危险水域。

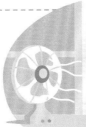

1～4岁	5～9岁
脸 盆	水 渠
浴盆或浴缸	池 塘
室内水缸	水 库

如何防止儿童溺水

1. 向孩子普及安全游泳知识，尽早教会孩子游泳；

2. 家长应学习儿童溺水急救知识，具备溺水应急措施，同时要对孩子进行自救能力培训；

3. 不带孩子去不正规的游泳馆游泳，正规游泳馆会配有水源隔离带、危险水域醒目牌、充足的救生设备；

4. 提高孩子的自我保护意识，不要独自前往深水区戏水；

5. 家长带孩子去游泳的时候，一定要时刻注意着孩子，不让孩子擅自行动；

6. 让孩子下水前做好充分的准备活动，在水上玩耍时最好要穿救生衣。

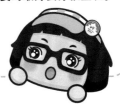

切记：不会游泳者不可直接下水救人！

旅游篇

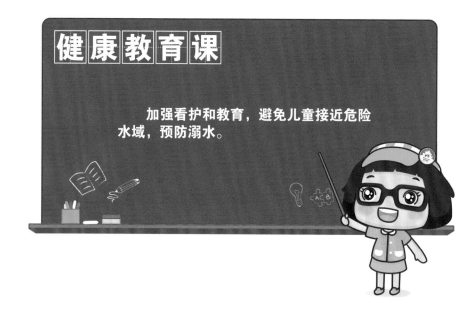

健康教育课

加强看护和教育，避免儿童接近危险水域，预防溺水。

和莱莱学急救术

菜莱采用了正确的心肺复苏方法。

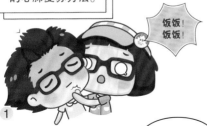

1

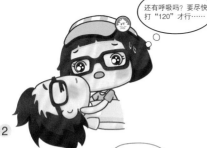

2

得检查一下！

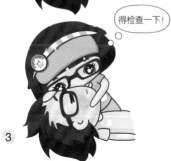

3

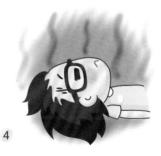

4

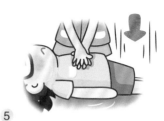

5

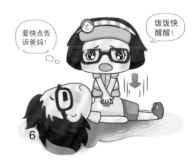

6

如怀疑患者有心跳骤停的可能，应立即将其取平卧位，进行施救！如果能在心跳、呼吸停止4分钟内，立即在现场给予有效、正确的抢救，患者的存活率可高达50%。

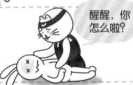

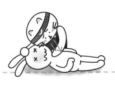

1 确认是否有意识：拍摇患者并大声询问。

2 确认是否有呼吸、心跳：贴近口鼻感觉气流，查看胸部有无起伏。

旅游篇

055

抢救步骤

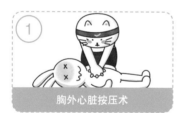

① 胸外心脏按压术

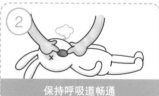

② 保持呼吸道畅通

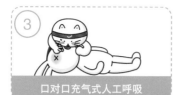

③ 口对口充气式人工呼吸

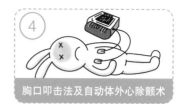

④ 胸口叩击法及自动体外心除颤术

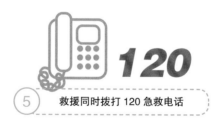

120

⑤ 救援同时拨打120急救电话

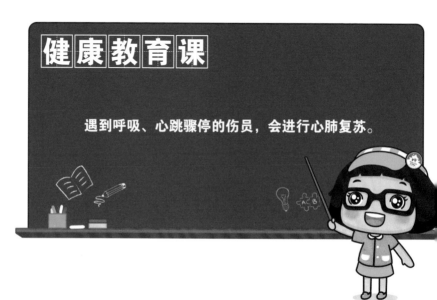

健康教育课

遇到呼吸、心跳骤停的伤员，会进行心肺复苏。

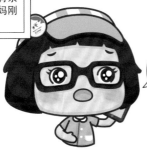

饭饭脱险了，心有余悸的菜菜告诉爸妈刚刚的情况。

爸爸妈妈，刚才饭饭溺水了，不过现在他清醒了……

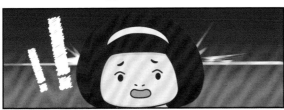

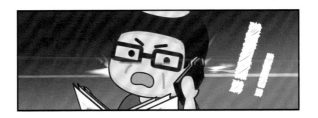

遇到突发伤情要打120！

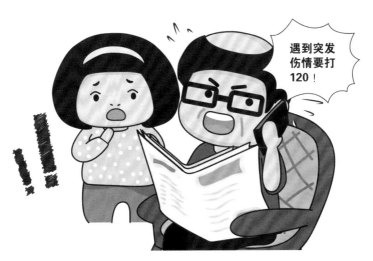

旅游篇

120

"120"电话是我国统一的院前急救医疗专用电话号码。该号码属于特殊号码，不收取通讯费用。救护车出车与医疗诊治服务才是有偿服务。拨打120是向急救中心呼救最简便快捷的方式。急救中心是24小时服务的，在医院外发生急危重症，可以打"120"找急救中心要救护车。非院前急救伤病员（例如需要转院的伤病员等），请拨打卫生公益热线12320咨询非急救转运服务。

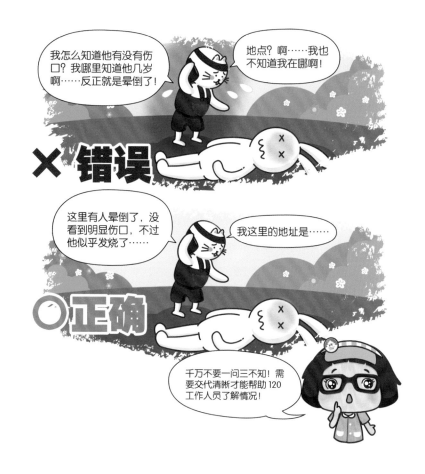

拨打 120 时需要注意哪些事项

1. 在电话中首先要讲清楚病人所在的详细地址：如"x 区 xx 路 x 号 x 室"。

2. 说清楚病人需要急救的情况（病情、伤情、病史），如昏迷或摔倒等，便于医护人员做好救护准备。

3. 报告呼救人的姓名及电话号码，一旦医护人员找不到病人，可与呼救人联系。

4. 如有多名伤员或中毒病人，应报告事件缘由，如火灾、交通事故、毒气泄露、食物中毒等，并报告伤员的大致人数，以便"120"调配救护车辆、报告卫生行政部门及通知有关的紧急救援医疗机构。

5. 拨打"120"电话，当听到线路繁忙的提示音时，请不要挂断电话，耐心等候，"120"中心会尽快按序接入受理。如挂断重拨"120"，则需重新进行电话排队。

6. 等待救护车辆到达前，可准备好随病人带走的药品、衣物等；若是服药等中毒的病人，要把可疑的药品或毒物带上；若是断肢的伤员，要带上离断的肢体等。

全国 12320 健康热线网络平台

为公众提供：

- 健康热点资讯
- 医院诊疗信息查询
- 解答各类健康问题
- 戒烟、心理援助

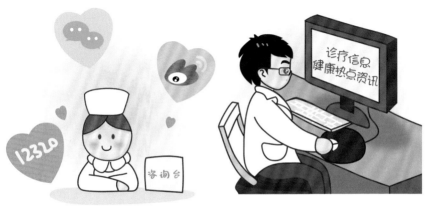

旅游篇

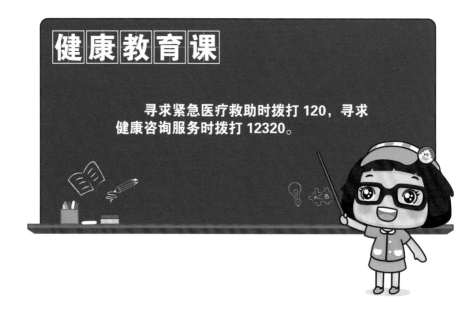

健康教育课

寻求紧急医疗救助时拨打 120，寻求
健康咨询服务时拨打 12320。

旅游回来之后，饭饭身体不舒服，菜菜带饭饭去医院看医生。

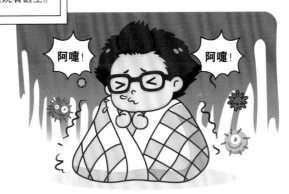

阿嚏！　阿嚏！

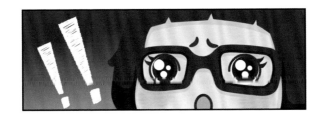

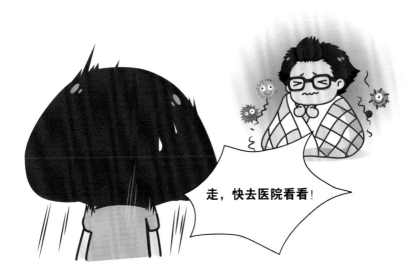

走，快去医院看看！

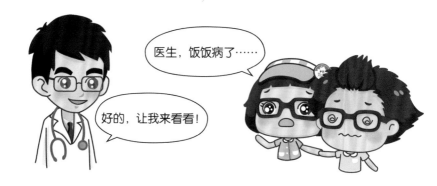

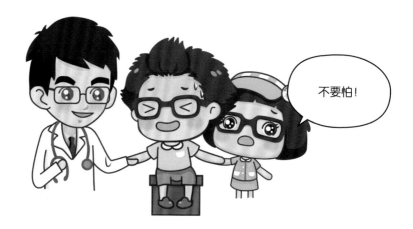

一周后，菜菜带饭饭到医院复查……

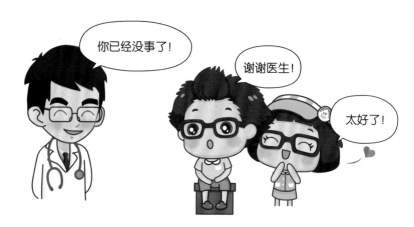

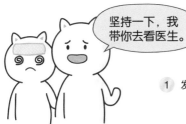

1　发现自己有病后要及时去医院看医生。

2　小病到社区,大病到医院。

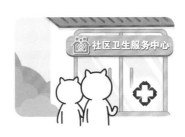

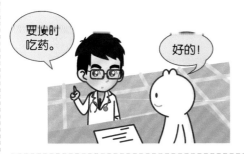

3　要遵医嘱,不能擅自改变药物的使用或停用。

4　患者及家属在就诊过程中要理性对待诊疗结果。

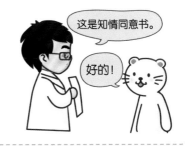

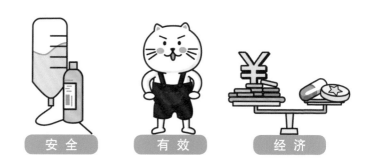

安　全　　　有　效　　　经　济

合理用药是指安全、有效、经济地使用药物。

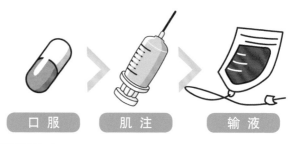

口　服　　　肌　注　　　输　液

用药原则：能少用就不多用，能口服就不肌注，能肌注就不输液。

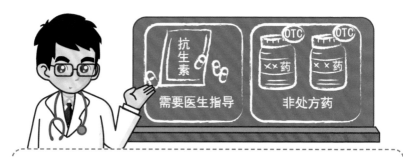

抗生素　需要医生指导　　非处方药

● 抗生素必须在医生的指导下使用。

● 印有"OTC"标识的药品是非处方药，不需要医生处方就可以购买。

是我哦!

流感病毒

流感以冬春季节多发,特点:潜伏期短、传染性强、传播迅速。

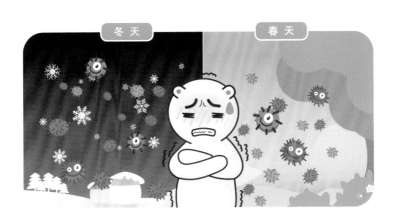

冬 天　　　　春 天

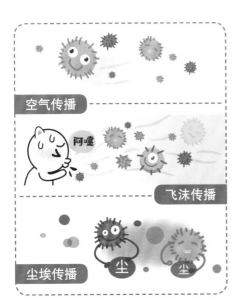

空气传播

阿嚏

飞沫传播

尘埃传播　尘　尘

流感病毒主要通过空气或飞沫、尘埃等传播。早发现、早隔离、早治疗是预防控制流感的重要措施。

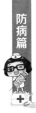

流感的预防措施

1 养成良好的生活习惯

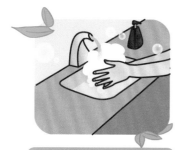

勤洗手

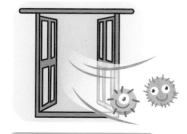

保持室内空气流通

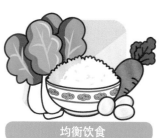

均衡饮食

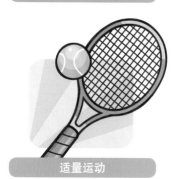

适量运动

2 流感流行期间尽量不到人多拥挤、空气不流通的地方

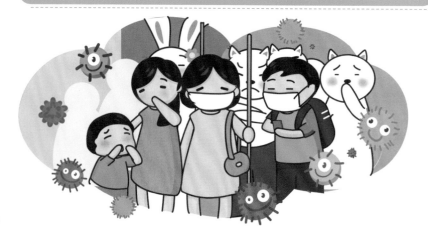

3 养成良好的生活习惯

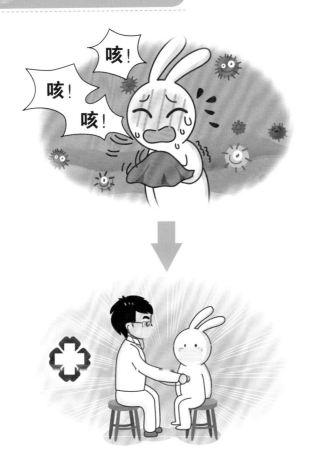

4 接种流感疫苗

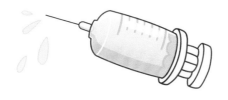

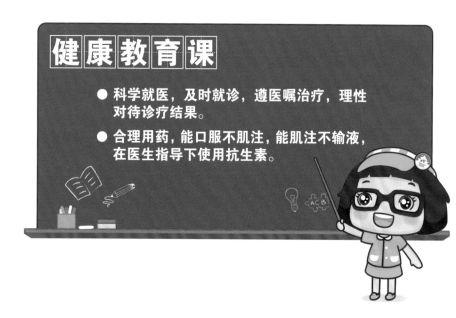

健康教育课

● 科学就医，及时就诊，遵医嘱治疗，理性对待诊疗结果。

● 合理用药，能口服不肌注，能肌注不输液，在医生指导下使用抗生素。

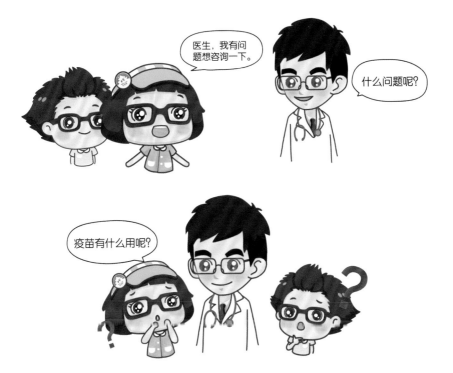

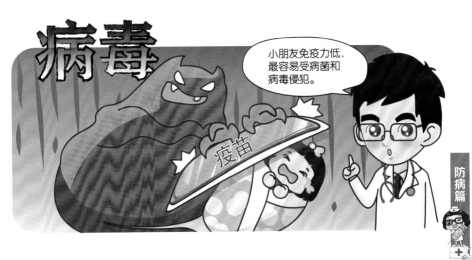

防病篇

预防接种后

接种后产生特异性免疫力，就可以预防相应传染病。

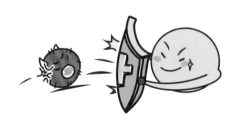

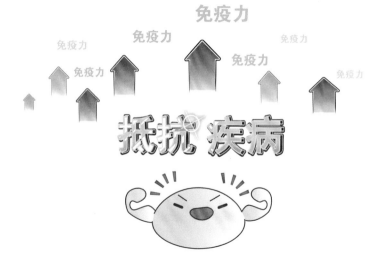

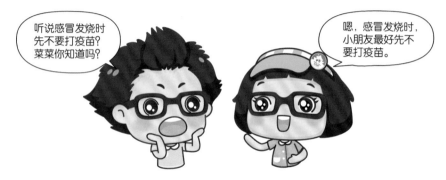

孩子为何要预防接种

　　预防接种是每个儿童的基本卫生权利。为了保护儿童健康，根据疾病的流行特征和疫苗的免疫效果，我国制订了国家免疫规划和国家免疫规划疫苗的免疫程序，对计划接种免疫的种类、接种起始时间、接种间隔、接种途径、接种剂量等作了明确规定。

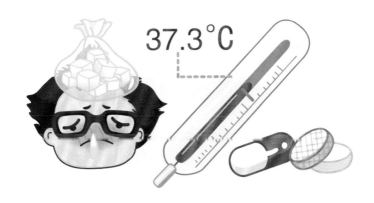

感冒发烧时，应暂缓打疫苗

　　我国规定，免费为儿童提供国家免疫规划疫苗。包括口服脊髓灰质炎疫苗，卡介苗，百日咳、白喉、破伤风联合疫苗，麻疹、风疹、腮腺炎联合疫苗，乙肝疫苗，甲肝疫苗，乙脑疫苗，流脑疫苗8 种，可以预防 12 种传染病。

防病篇

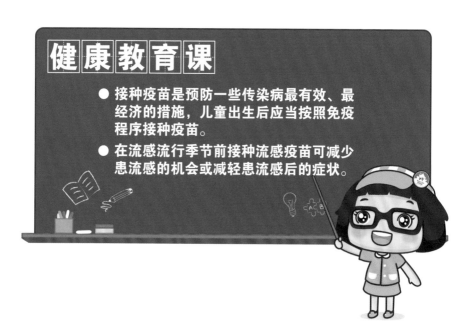

健康教育课

● 接种疫苗是预防一些传染病最有效、最经济的措施，儿童出生后应当按照免疫程序接种疫苗。

● 在流感流行季节前接种流感疫苗可减少患流感的机会或减轻患流感后的症状。

医生跟莱莱和饭饭讲
疫苗接种的故事。

我给你们讲一个有关卡介苗的故事吧!

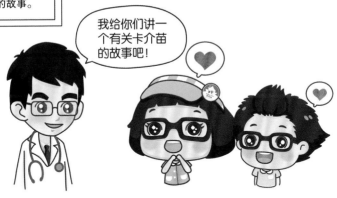

结核病被称为"白色瘟疫",这场瘟疫的元凶就是**结核杆菌**,它收割了上亿人的生命。

我是结核杆菌。

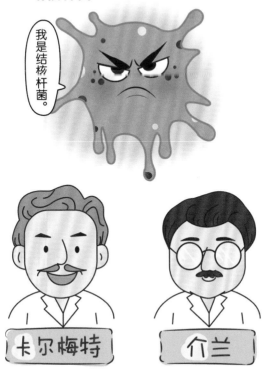

卡尔梅特　　介兰

20 世纪初,两位科学家终于找到了预防结核病的方法……

 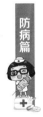

卡介苗诞生啦！

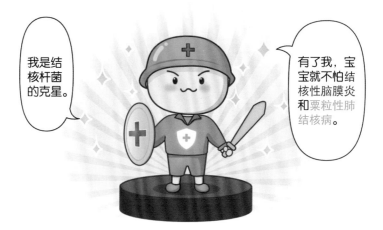

我是结核杆菌的克星。

有了我，宝宝就不怕结核性脑膜炎和粟粒性肺结核病。

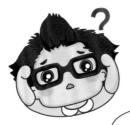

接种疫苗可以预防肺结核吗？

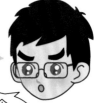

新生儿出生就要接种卡介苗，3 个月末接种，先做结核菌素（PPD）试验，结果是阴性才能接种。

注意事项

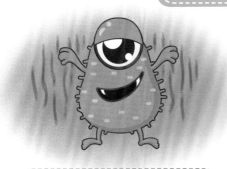

(A) 肺结核病是由结核杆菌引起的呼吸道传染病。

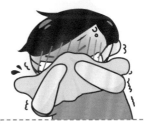

(B) 肺结核病人外出时，要佩戴口罩，不随地吐痰；咳嗽、打喷嚏时要捂住口鼻。

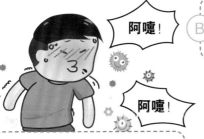

阿嚏！

阿嚏！

(C) 结核杆菌会通过病人咳嗽喷出的飞沫传播到空气中。

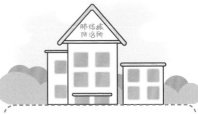

(D) 有结核病可疑症状应该及时就医。

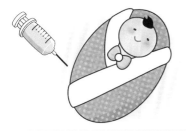

(E) 预防措施：
锻炼身体；注意通风；
勤晒被褥；接种疫苗。

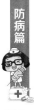

防病篇

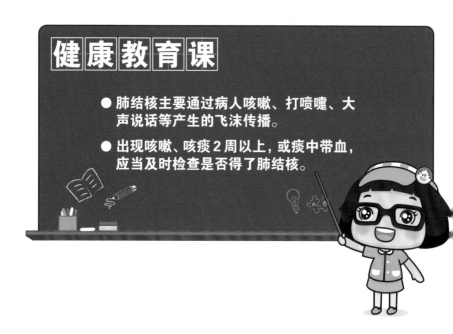

健康教育课

● 肺结核主要通过病人咳嗽、打喷嚏、大声说话等产生的飞沫传播。

● 出现咳嗽、咳痰2周以上，或痰中带血，应当及时检查是否得了肺结核。

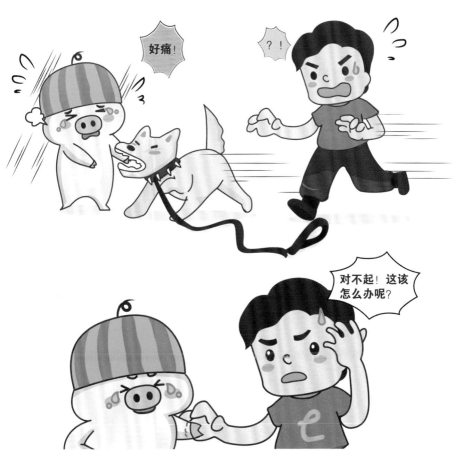

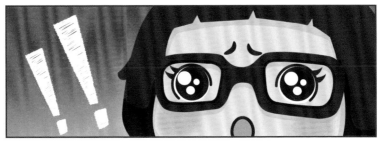

被狗狗咬伤了要立马去医院打狂犬病预防针。

防病篇

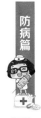

传播狂犬病的动物

狗

猫

狼

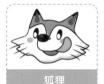
狐狸

蝙蝠

其他肉食动物

狂犬病　狂犬病毒所致的急性传染病，人兽共患，多见于犬、狼、猫等肉食动物，人多因被病兽咬伤而感染。我国的狂犬病主要由犬传播，家犬可以成为无症状携带者，所以表面"健康"的家犬对人的健康危害很大。

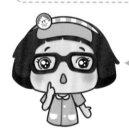

切记！狂犬病是迄今为止病死率 100% 的传染病，可防不可治。

预防措施

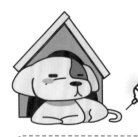
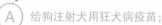

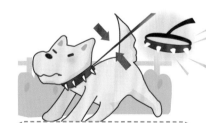

Ⓐ 给狗注射犬用狂犬病疫苗；

Ⓑ 带狗外出时一定要使用狗链，防止咬伤他人。

被抓伤、咬伤后如何处理

立刻反复用肥皂水和流动的水冲洗伤口至少15分钟，彻底冲洗后用2%碘酒或75%酒精涂擦伤口，伤口一般不予缝合或包扎，以便排血引流。尽快就近到防疫部门接种狂犬疫苗。

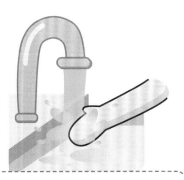

清水冲洗至少15分钟。

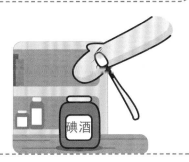

使用2%~3%碘酒或75%酒精进行消毒。

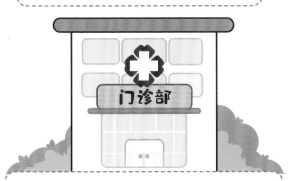

尽快到就近有狂犬病免疫血清的医院就诊。

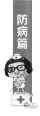

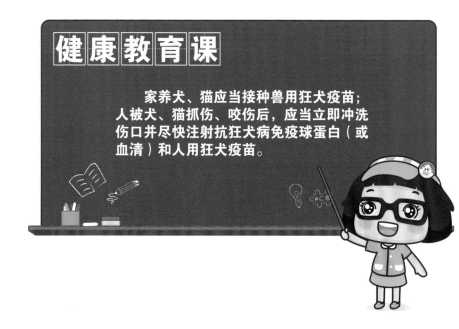

健康教育课

家养犬、猫应当接种兽用狂犬疫苗；
人被犬、猫抓伤、咬伤后，应当立即冲洗
伤口并尽快注射抗狂犬病免疫球蛋白（或
血清）和人用狂犬疫苗。

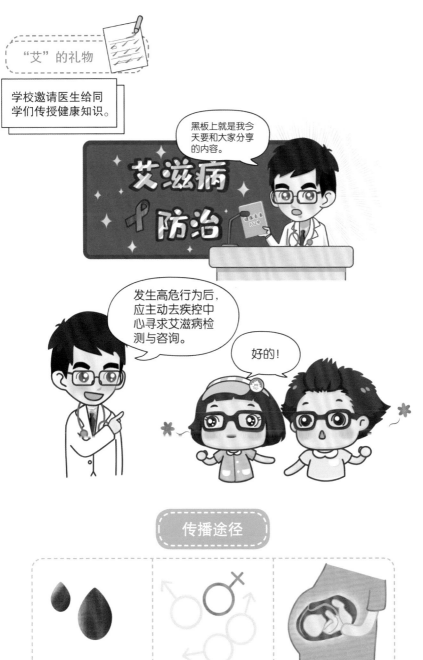

传播途径

血液　　　　　**性接触**　　　　　**母婴**

艾滋病、乙肝和丙肝的传播途径均为血液、性接触和母婴传播。

艾滋病高危行为主要包括：共用针具吸毒，不安全性行为等。

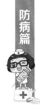

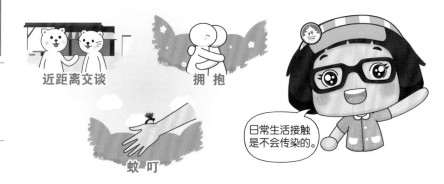

近距离交谈

拥抱

蚊叮

日常生活接触是不会传染的。

艾滋病

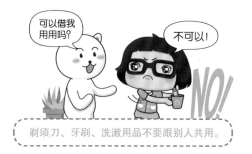

可以借我用用吗？

不可以！

NO!

剃须刀、牙刷、洗漱用品不要跟别人共用。

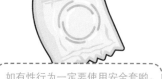

如有性行为一定要使用安全套哟。

健康教育课

艾滋病、乙肝和丙肝通过血液、性接触和母婴三种途径传播，日常生活和工作接触不会传播。

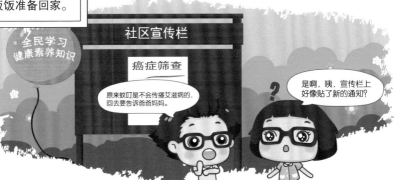

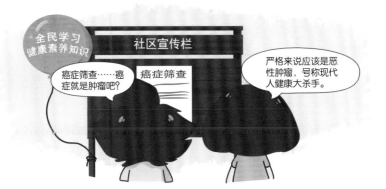

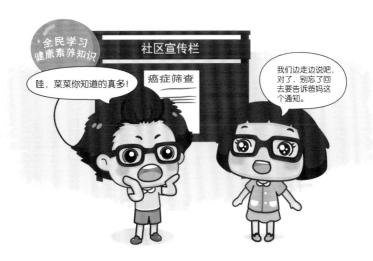

癌（cancer）

在医学上，癌是指起源于上皮组织的恶性肿瘤，是恶性肿瘤中最常见的一类。相对应的，起源于间叶组织的恶性肿瘤统称为肉瘤。有少数恶性肿瘤不按上述原则命名，如肾母细胞瘤，恶性畸胎瘤等。一般人们所说的"癌症"习惯上泛指所有恶性肿瘤。癌症具有细胞分化和增殖异常、生长失去控制、浸润性和转移性等生物学特征，其发生是一个多因子、多步骤的复杂过程，分为致癌、促癌、演进三个过程，与吸烟、感染、职业暴露、环境感染、不合理膳食、遗传因素密切相关。

改变不健康生活方式可以预防癌症的发生

1 世界卫生组织认为癌症是一种生活方式疾病。

2 吸烟、肥胖、缺少运动、不合理膳食习惯、酗酒、压力、心理紧张等都是诱发癌症的危险因素。

3 戒烟限酒、合理膳食、适量运动、心理平衡可以有效降低癌症的发生。

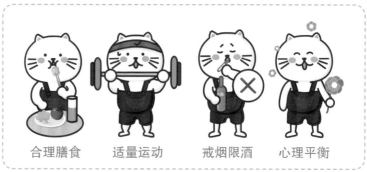

合理膳食　　适量运动　　戒烟限酒　　心理平衡

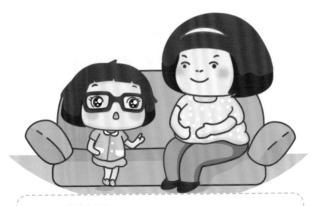

癌症概况：
- 1/3 可以预防；
- 1/3 可通过早期发现、及时治疗而痊愈；
- 1/3 通过治疗可以减轻症状。

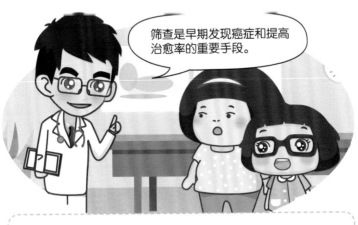

筛查是早期发现癌症和提高治愈率的重要手段。

可早期筛查的癌症：
肺癌、鼻咽癌、乳腺癌、宫颈癌、结直肠癌、上消化道癌、肝癌等。

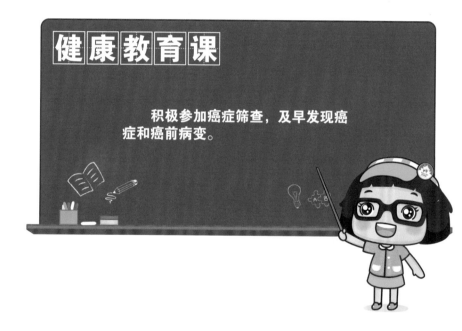

健康教育课

积极参加癌症筛查，及早发现癌症和癌前病变。

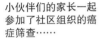

番外篇：预防近视

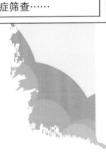

小伙伴们的家长一起参加了社区组织的癌症筛查……

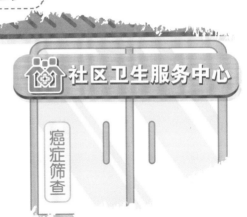

社区卫生服务中心

癌症筛查

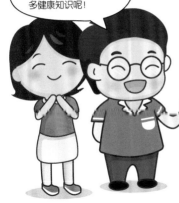

菜菜真聪明，饭饭回家说菜菜平常给他说了很多健康知识呢！

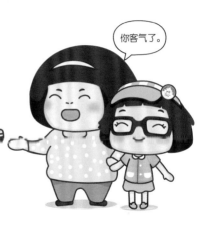

你客气了。

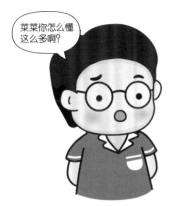

菜菜你怎么懂这么多啊？

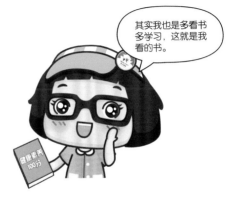

其实我也是多看书多学习，这就是我看的书。

健康素养100分

防病篇

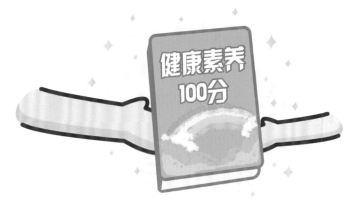

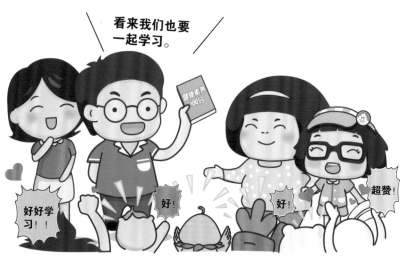

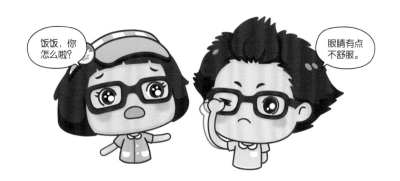

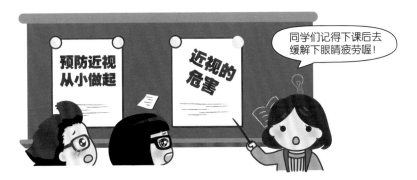

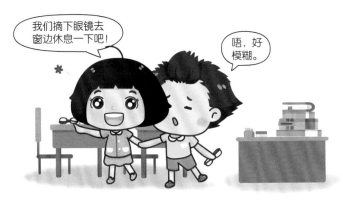

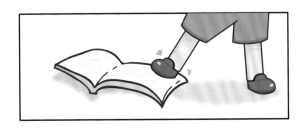

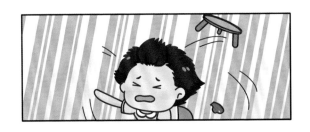

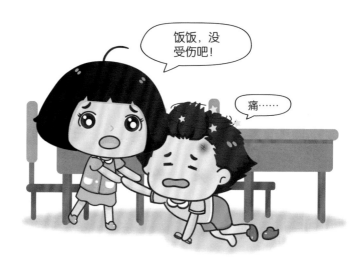

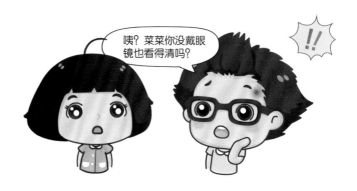

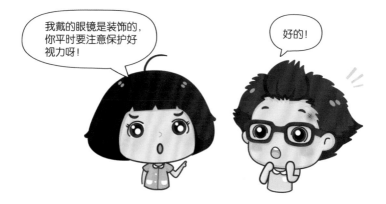

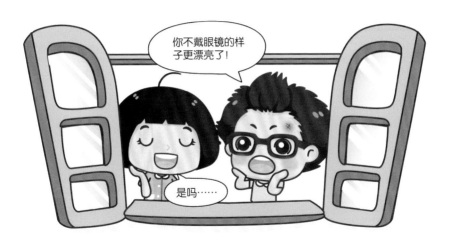

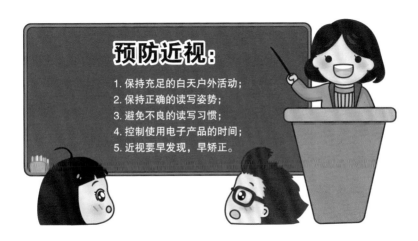

预防近视：

1. 保持充足的白天户外活动；
2. 保持正确的读写姿势；
3. 避免不良的读写习惯；
4. 控制使用电子产品的时间；
5. 近视要早发现，早矫正。

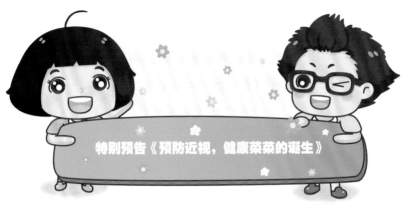

特别预告《预防近视，健康菜菜的诞生》